TRAITEMENT PRÉVENTIF

DE LA

RAGE CHEZ L'HOMME

OU

GUIDE PRATIQUE

Dans le cas de Morsure rabique ou suspecte

PAR

LOUIS SIPIÈRE

MÉDECIN - VÉTÉRINAIRE

à BÉZIERS (Hérault).

Ouvrage approuvé par M. PASTEUR

« *Discipulus est prioris posterior dies* »
Le jour qui suit profite des leçons du précédent.
(PUBLIUS SYRUS).

PRIX : 1 FRANC

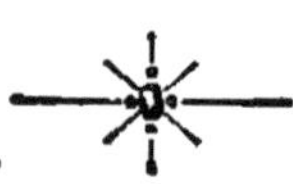

PARIS

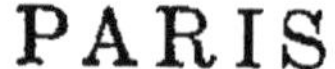

RAIRIE J.-B. BAILLIÈRE ET FILS

UILLE, 19, PRÈS DU BOULEVARD SAINT-GERMAIN

1894

TRAITEMENT PRÉVENTIF

DE LA

RAGE CHEZ L'HOMME

OU

GUIDE PRATIQUE

Dans le cas de Morsure rabique ou suspecte

PAR

LOUIS SIPIÈRE

MÉDECIN-VÉTÉRINAIRE

A BÉZIERS (HÉRAULT).

Ouvrage approuvé par M. PASTEUR

« *Discipulus est prioris posterior dies* »
Le jour qui suit profite des leçons du précédent.
(PUBLIUS SYRUS).

PRIX : 1 FRANC

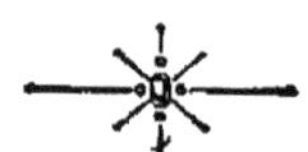

PARIS

LIBRAIRIE J.-B. BAILLIÈRE ET FILS

RUE HAUTEFEUILLE, 19, PRÈS DU BOULEVARD SAINT-GERMAIN

1894

A Monsieur SIPIÈRE Louis

MÉDECIN-VÉTÉRINAIRE

à **BÉZIERS (Hérault)**

Avec ses plus vifs remerciements

Louis PASTEUR

de l'Académie Française

Secrétaire perpétuel honoraire de l'Académie des Sciences

Villeneuve-l'Etang, par Garches (S.-et-O.)
2 Septembre 1893.

A Monsieur SIPIÈRE Louis

MÉDECIN-VÉTÉRINAIRE

à *BÉZIERS (Hérault)*

Monsieur,

M. Pasteur, en vous remerciant du manuscrit que vous avez bien voulu lui offrir, me charge de vous dire qu'il l'a lu avec beaucoup d'intérêt.

Peut-être pourriez-vous, dans l'avant-propos, faire connaître les signes qui permettent de reconnaître si un chien est enragé. Il y a là une lacune (1); elle est bien facile à combler.

M. Pasteur vous félicite du résumé de ses propres travaux sur la rage; travaux que vous avez si bien compris, analysés, et que vous avez raison de vouloir faire connaître au grand public des campagnes.

Veuillez recevoir, Monsieur, l'assurance de ma considération la plus distinguée.

R. VALLERY-RADOT.

(1) La lacune, signalée par M. Pasteur lui-même, n'est qu'apparente en réalité, puisque la symptomatologie de la rage fera l'objet d'un autre opuscule complet, qui est en ce moment en préparation, et que je livrerai prochainement au public. — Dans le présent opuscule, je me suis borné à parler uniquement du traitement de la rage chez l'homme.

A PASTEUR

« Vulgariser ton œuvre, cher Maître, est un devoir. —

Nul Français, dans les limites de ses moyens, ne peut se soustraire à l'obligation de répéter sans cesse au public les bienfaits de ta belle découverte, qui a enthousiasmé toutes les nations. Il faut que les masses apprennent que la rage, cette maladie que la nature enveloppait d'un voile impénétrable, et qui frappait d'épouvante tous les esprits, même les plus fermes, est enfin réduite à l'impuissance, grâce à tes brillants travaux sur l'atténuation des virus.

La science ne pourra jamais assez honorer ton nom, en l'inscrivant sur son livre d'or; la France, dans ses plus beaux élans d'enthousiasme, ne proclamera jamais assez haut ce nom qui est un honneur et une gloire pour elle : c'est au monde entier qu'il appartient de glorifier ton génie; c'est lui qui te prépare déjà cette couronne immortelle dont il pare les bienfaiteurs de l'humanité.

Quant à moi, Maître, disciple inconnu et ignoré, je te dédie humblement ce petit opuscule, pâle reflet d'une éclatante lumière qui resplendit sur le monde de la science et ce siècle de progrès. »

SIPIÈRE Louis.

Médecin-Vétérinaire

BÉZIERS (Hérault), le 1er Septembre 1893.

AVANT-PROPOS

« *Disciputus est prioris posterior dies* »
Le jour qui suit profite des leçons du précédent
(PUBLIUS SYRUS).

Il est bien entendu dans le public que tous les chiens qui mordent sont enragés ou tout au moins suspects de l'être.

Il paraît que cet animal, qui passe pour être l'ami fidèle de l'homme, ne doit pas, en raison même de cette réputation acquise, mordre son familier ou devenir son meurtrier. Le genre humain ne transige pas avec ses préjugés. Aveuglé par l'épouvante de la rage, déconcerté par l'instinct de la conservation, l'homme mordu par un chien est incapable de discernement, inapte à faire la part des choses ; il ne distingue plus les motifs, plus ou moins valables, de cette agression ; il oublie tout, jusqu'au raisonnement. Une idée seule le domine ; idée tenace, obsédante, horrible, qui hante son cerveau, en le peuplant de rêves affreux et de terreurs angoissantes. — C'est la rage !..... la rage avec son cortège de souffrances que l'imagination grandit encore. Pour lui, l'animal agresseur — fût-il son protégé — est affecté de cette maladie, ou fortement suspect.

Et pourtant, tous les animaux qui mordent ne sont pas enragés ! pas même suspects ! Il y en a beaucoup — et fort heureusement c'est le plus grand nombre — qui ont pour cause de leur attaque intempestive une irritabilité accidentelle quelconque, quelquefois légitime, ou tout autre phénomène pathologique qui n'a rien de commun avec cette maladie contagieuse. Quoi qu'il en soit, il est toujours indiqué de traiter convenablement la morsure.

Or, l'observation m'a appris, qu'en pareille circonstance, — soit défaut de lucidité, inhérent aux troubles cérébraux, causés par l'épouvante de la maladie ; soit dédain des progrès accomplis par la science, — beaucoup de personnes accordaient malheureusement trop de confiance aux remèdes de vieille femme (expression vulgaire, mais consacrée); écoutaient plutôt les avis pernicieux du premier voisin venu que les conseils expérimentés et salutaires de l'homme de l'art. L'observation des faits m'a appris encore, qu'en cette occasion, le sorcier avait presque toujours les honneurs de la médicamentation par ses pratiques superstitieuses que l'homme d'une époque de progrès et de lumière comme la nôtre devrait hautement répudier.

Je veux bien admettre qu'en un temps peu éloigné

de nous, alors que l'inconnu ou le vague régnaient sur cet état pathologique qui fait l'objet de mon opuscule; je veux bien admettre, dis-je, qu'en ces temps-là, tous les remèdes, même les plus insensés ou les plus ridicules, fussent employés, voire seulement à titre de palliatif moral ; mais, aujourd'hui je n'accorde aucune concession, ni aucune indulgence; car, grâce au génie et aux travaux persistants de Pasteur, l'étude de la rage est entrée dans une phase toute nouvelle.

Si le remède curatif du mal n'est pas encore définitivement connu, nous avons du moins le remède prophylactique ; je veux dire par cela que, si nous sommes impuissants à combattre la maladie déclarée, nous possédons du moins les moyens d'empêcher son évolution, après l'inoculation du virus.

Arrière maintenant toutes les sorcelleries insensées ! Arrière tous les remèdes surannés et empiriques ! Puisque le chemin de la vérité nous est ouvert, entrons-y en confiance, et écoutons sagement les conseils du maître.

Le but de mon livre est tout indiqué par les considérations exposées ci-dessus ; il se résume en ceci : « populariser une œuvre humanitaire » — *Certes ! je ne me dissimule pas les difficultés de ma tâche ; car introduire dans les masses des idées nouvelles sur un sujet tel que le traitement de la rage ; sujet enveloppé d'erreurs et de préjugés cimentés par des siècles, n'est pas assurément une entreprise exempte d'obstacles. Les difficultés de ma mission sont d'autant plus grandes qu'il faut parler le langage vulgaire, compréhensible à tout le monde, en évitant de rendre fastidieuse par ses termes scientifiques la lecture d'un ouvrage didactique.*

A cet égard, je me suis efforcé, autant que possible, d'extraire de leur gangue technique les leçons qu'il convient d'apprendre au public dans les cas de morsures rabiques ou suspectes de virulence.

C'est à Pasteur que je dois ce livre; c'est pour le public que je l'ai écrit. J'offre à mes lecteurs une causerie, non moins intéressante qu'utile, plutôt qu'une dissertation indigeste et conséquemment infructueuse.

Je suis persuadé que l'on tirera bon profit de ces quelques pages où sont condensés les conseils motivés sur le traitement prophylactique de la rage.

En m'inspirant du maître, de son autorité, de ses brillants travaux, je suis persuadé de poursuivre un but humanitaire; le but de ceux qui dans un milieu restreint sont appelés à éduquer et instruire les masses ; ou plutôt, la mission modeste de l'instituteur qui assimile ses connaissances pour les mettre à la portée des jeunes intelligences qu'il doit former, préparant ainsi une société plus éclairée et conséquemment meilleure. —

SIPIÈRE Louis.

Médecin-Vétérinaire.

BÉZIERS (Hérault), le 1er Septembre 1893.

TRAITEMENT PROPHYLACTIQUE

DE LA

Rage chez l'Homme

Nous ferons grâce au public de la nomenclature indigeste des mille et mille remèdes qu'on a préconisés contre la rage. Aucun des multiples médicaments, puisés dans la flore ou fournis par le règne minéral, n'a obtenu jusqu'ici le résultat qu'on en attendait. Le virus rabique a constamment résisté aux propriétés plus ou moins destructives de tous ces agents pharmaceutiques. La thérapeutique entière, depuis le miel jusqu'à l'électricité et l'hydrothérapie, est passée sans succès aux épreuves de combattant du terrible fléau. C'est bien à contre cœur que nous sommes obligé d'avouer que cette maladie doit être encore aujourd'hui considérée comme incurable.

Certainement, chacun des moyens, essayés et recommandés comme efficaces, a eu à son actif quelques guérisons exceptionnelles, exploitées malheureusement par la crédulité ou le charlatanisme; mais, on oublie trop facilement dans ces cas le principe de la réceptivité, qui consiste dans la résistance plus ou moins grande de chaque espèce ou de chaque individu à contracter une maladie contagieuse.

Ce n'est donc point aux propriétés curatives de tel ou tel moyen qu'il faut attribuer ce nombre de prétendues guérisons dont font parade ces gens sans aveu, misérables exploiteurs de la crédulité publique, disons le mot, de la bêtise humaine; car, il est bien démontré aujourd'hui que le nombre des individus mordus par un animal enragé qui succombent aux accidents rabiques est beaucoup moindre que le nombre de ceux qui y échappent. En ne suivant aucune médicamentation même, il y a plus de chances pour la prétendue guérison que pour la terminaison funeste. Et d'ailleurs peut-il y avoir réellement un remède spécifique contre une maladie dont le principe nous est encore inconnu ? Non. Les effets de la rage ne nous échappent pas, il est vrai; mais ce que l'on n'a pas encore saisi, c'est la cause, c'est la connaissance exacte du contage.

Dorénavant, laissons donc de côté tous les médicaments possibles et imaginables conseillés dans un cas de morsure rabique. Faisons-nous à cette idée fixe que la maladie *déclarée* est mortelle; et qu'il n'y a pas de remède — (en tant que drogue pharmaceutique) — pour éviter les accidents rabiques, s'il y a eu réellement contagion après morsure d'animal enragé.

Que dire maintenant des pratiques superstitieuses,

nées dans les siècles passés, et qui n'en sont pas moins en honneur encore aujourd'hui !?..... Nous ne pouvons admettre qu'à la fin du XIXe siècle, il y ait des personnes, si pieuses qu'elles puissent être, qui aient foi dans l'intercession des élus de Dieu, et qui aillent faire leur dévotion à saint Hubert, patron divin invoqué contre les atteintes de la rage.

Si la foi seule peut agir efficacement dans d'autres circonstances, dans celles où la maladie provient d'une cause purement morale ; nous croyons pouvoir affirmer que dans le cas qui nous occupe, cas absolument physique dans sa cause comme dans ses effets, la foi — si puissante qu'elle soit — sera sans aucune valeur.

Il est toujours dangereux d'écouter l'avis pernicieux de ces illuminés stupides qui engagent à négliger le concours du médecin pour s'abandonner uniquement au résultat mystérieux de l'intervention divine.

Si, parmi nos lecteurs, il se trouvait quelque âme pieuse que nos idées pourraient choquer, nous répondrons que nous n'avons pas de parti-pris, et que nous ne sommes pas absolument opposé à ce qu'un malade aille, en bon pèlerin, adresser de ferventes prières aux pieds du saint accrédité ; mais, nous l'engageons formellement à retarder sa dévotion jusqu'au retour d'une visite à un certain laboratoire de la rue d'Ulm, où il est assuré, s'il arrive à temps, d'obtenir une guérison radicale.

Parlerons-nous ici de la fameuse omelette des sorciers, de cette omelette de trente œufs, douée de propriétés antirabiques ?..... Il nous est quelquefois pénible de penser qu'il existe des gens assez simples d'esprit pour ajouter foi à de telles absurdités. Et cependant, il en existe encore. !

Pour notre part, nous en connaissons qui, mordus par un chien, courent aux environs de Béziers, chez de prétendus guérisseurs, plutôt que de prendre le chemin de l'Institut Pasteur. Ces croyants à cerveaux étroits s'endorment paisiblement dans une sécurité trompeuse, parce qu'ils ont mangé une omelette divine ! !.....

Nous ne saurions trop engager ceux qui nous feront l'honneur de nous lire à rejeter ces idées dignes des siècles passés, et qui ne trouvent leur raison d'être que dans l'ignorance rétrograde des imbéciles ou dans les hallucinations des visionnaires.

Mais enfin, nous dira-t-on, que doit-on faire quand on est mordu par un animal enragé ou suspect de l'être !.....

Doit-on attendre patiemment les atteintes de la maladie déclarée, et subir pendant la longue période d'incubation les effets terribles d'une imagination frappée par cette horrible idée de la rage !.....

Permettez — nous savons que la foi peut tranquilliser, si elle ne sauve pas ; nous savons aussi que ces pratiques superstitieuses que nous combattons ardemment, ou ces remèdes employés jusqu'à ce jour et que nous déconseillons ; nous savons que ces médicamentations, l'une si ridicule, l'autre si inefficace, qu'elles puissent être, peuvent avoir une vraie force morale, en calmant les idées que suggère la maladie ; en évitant les angoisses de la condamnation, jusqu'à l'heure fatale et irréparable. Et sûrement, nous ne les combattrions pas, si nous n'avions d'autres moyens plus scientifiques et surtout plus efficaces.

Ces moyens sont tous des procédés préventifs constituant la prophylaxie de la rage.

Cette étude prophylactique comprend trois parties :

1° Le traitement de la morsure ;

2° La vaccination antirabique;

3° La police sanitaire.

PREMIÈRE PARTIE

Traitement de la Morsure

Quand une plaie a été faite par un animal enragé ou simplement suspect de rage, une vieille habitude préconise quatre indications nettement caractéristiques, que nous allons examiner successivement; ce sont: d'abord la ligature en masse ; puis le lavage ; en troisième lieu la succion ; et enfin l'application d'un caustique.

La ligature en masse a pour effet d'intercepter la circulation du sang entre la blessure et le cœur, quand la région le permet ; en outre, de faire saigner plus abondamment la plaie. Par ce double mécanisme, on espère empêcher d'abord l'absorption du virus;

entraîner ensuite au dehors le liquide virulent par le courant hémorrhagique.

Ce moyen bien simple a de réels avantages, quand la morsure n'est pas de nature contagieuse, parce qu'il favorise la cicatrisation rapide de la plaie, en empêchant le travail de dégénérescence provoqué par la localisation des germes multiples que contient la salive même normale.

Cette opération, qui se fait généralement quand la plaie a son siège aux bras ou aux jambes, n'offre aucune difficulté, étant donné qu'on aura toujours sous la main un lien quelconque : bout de ficelle, ruban, courroie, mouchoir, etc., etc.

On fera bien aussi de laver la plaie et de la soumettre à un lavage continu. Ceci n'offre pas plus d'inconvénients que la ligature, puisqu'on peut, presque toujours, avoir de l'eau à sa disposition.

Un moyen des meilleurs, propre à faire sortir les liquides contenus dans une blessure, est la succion immédiate. Aussi dans un cas de morsure, l'homme doit pratiquer lui-même cette ventouse, toutes les fois que cela lui sera possible.

Nous ne pouvons cependant passer sous silence le danger réel et toujours imminent que comporte l'application de ce procédé, si la blessure est de nature rabique, et si des aphtes ou autres excoriations quelconques sont contenues dans la bouche ; car, dans ces conditions, le virus pourrait se communiquer, et on ne ferait que changer le point de la contagion.

En résumé, nous offrons là les trois moyens préventifs qui doivent et peuvent s'appliquer dans tous les cas de morsures venimeuses faites par un animal quelconque. Après cela, il n'y a qu'à panser la plaie légèrement avec une solution phéniquée concentrée, et attendre tranquillement la cicatrisation.

Ces procédés anodins sont très suffisants dans le cas où l'animal qui a mordu est seulement suspect de rage; mais ils sont inefficaces dans le cas de morsure réellement rabique. On doit alors les appliquer à titre de pansement hygiénique, sans néanmoins se laisser endormir dans une sécurité trompeuse. Nous allons analyser maintenant, avec tout le développement qu'il comporte, le quatrième procédé énoncé plus haut; c'est-à-dire l'application d'un caustique.

APPLICATION D'UN CAUSTIQUE

On connaît généralement cette opération presque barbare qui consiste à faire rougir au feu un morceau de fer quelconque que l'on promène ensuite fortement dans les parties vives d'une morsure encore béante; c'est cette manipulation que l'on désigne par la dénomination de cautérisation au fer rouge.

Malgré la cruauté du remède, le patient se prête bénévolement à ce traitement inhumain. On comprend sans peine le courage héroïque de l'homme mordu, pour qui les douleurs qu'il va endurer par l'application de ce caustique énergique ne sont rien en prévision des transes morales auxquelles il se voit déjà livré par l'attente d'une mort certaine, entourée d'angoisses indescriptibles.

« Souffrir, mais pas mourir », telle est la pensée instinctive d'un malade auquel on conseille un traitement violent *in extremis*. Et si, dans quelques cas, certains sujets se refusent de subir le traitement énergique indiqué, il n'en est pas de même quand la maladie à combattre est la rage. L'effroi inspiré par cette affection est si grand que l'homme, qui craint d'avoir été la victime d'un animal enragé, est capable de tous les sacrifices au prix des plus cruelles douleurs.

Malheureusement cette force de caractère et ce supplice ne sont pas récompensés par les bons résultats que l'on serait en droit d'en attendre. Les effets préservatifs de la cautérisation au fer rouge sont très irréguliers et très incertains : pratiquée même un quart d'heure après la morsure, il peut se faire qu'elle n'empêche pas le développement de la rage. Des expériences ont démontré que cette cautérisation, pratiquée seulement quelques minutes après la morsure, n'empêche pas toujours l'évolution du virus rabique. D'ailleurs, il est prouvé que l'absorption du virus est immédiate dans certains cas.

Or, on conçoit, d'après ces faits, que la cautérisation, pratiquée même sur-le-champ, soit souvent inefficace. En pareille occurrence, quelle foi accorder à ce traitement préventif qui, pour être incertain, provoque de vives douleurs ?

Que l'on suppose un instant être mordu par un chien

avec blessure profonde. De deux choses l'une, ou l'animal est réellement enragé, ou il ne l'est pas. Dans le premier cas, la contagion a lieu presque sur-le-champ, avant d'être remis de la première émotion, avant même d'avoir pensé à laver, sucer ou cautériser la plaie. Bon gré mal gré, on est infailliblement inoculé de la rage ; et le cas est désespéré, parce que le virus peut développer la maladie dans l'économie. A ce moment tous les préventifs sont inutiles. Le meilleur parti à prendre, c'est de s'acheminer promptement vers l'Institut Pasteur. Pourquoi donc subirait-on l'application d'un fer rouge dans la plaie vive, puisque cette cautérisation, cette opération barbare, doit être non seulement sans effet, mais encore sans but.?

Si l'animal qui a mordu n'est pas enragé, nous n'avons absolument rien à craindre ; car, il n'est pas possible que la rage se développe chez la victime blessée, parce que, cette maladie étant éminemment contagieuse, il n'y aura pas eu, en l'espèce, d'inoculation virulente.

Nous ajoutons même que cette pratique est plutôt pernicieuse que capable de rendre quelques services.

La rage, en effet, est une maladie essentiellement nerveuse. Or, n'est-il pas possible que cet ébranlement cérébral, provoqué par la douleur de l'opération, accélère le développement du germe rabique en facilitant l'inoculation sur le point meurtri, qui devient alors le siège d'un travail fonctionnel exagéré ? Qui peut répondre que, dans certains cas d'immunité, alors que nous avions un réfractaire, nous n'aurons pas au contraire un malade à la suite de ces différents phénomènes pathologiques ? Si oui, nous comptions un indemne, et par notre brutalité nous avons à déplorer un malheureux de plus.

L'inanité de ce cruel moyen préventif ressort encore de cette affirmation que : dans n'importe quel cas de morsure rabique, il est toujours indiqué de subir la vaccination Pasteur. L'inutilité de toutes ces souffrances découle aussi du principe même de la maladie : *dans les cas où les morsures suspectes ne sont pas de nature virulente, il n'y a jamais de contagion rabique.*

Pour prouver une fois de plus l'inutilité de cette cautérisation au fer rouge, disons qu'elle doit être maniée par une main habile et expérimentée pour donner quelques bons résultats. Ainsi, un homme de l'art sera-t-il toujours là assez tôt pour instrumenter ?

D'ailleurs ce procédé est-il pratique dans les circonstances usuelles où se produisent les morsures par un animal enragé ou suspect de l'être ?

Aura-t-on toujours sous la main un feu ardent pour rougir le plus vite possible le morceau de fer qui va servir de cautère ? Malgré toutes les facilités du moment, malgré toute la célérité des bienfaiteurs présents, il s'écoulera toujours entre l'instant de la morsure et celui de l'opération un temps assez long pour rendre impuissants les effets de la cautérisation.

En un mot, pris sur toutes les faces, le fer rouge doit être éliminé des moyens préventifs contre la rage.

Il n'a aucune efficacité; ses avantages sont plus que douteux ; ses effets peuvent être funestes.

Que dire maintenant de tous les autres caustiques pharmaceutiques, pommades ou acides, qu'on a préconisés? D'après tous les auteurs, le meilleur est le fer rouge ; tous les autres sont moins qu'impuissants. Puisque c'est le meilleur, n'aurons-nous pas convaincu nos lecteurs après le développement que nous avons fourni sur son compte ?

En somme, quand l'animal qui mord est réellement enragé, on ne doit se défendre, sous aucun prétexte, de recourir au traitement de la vaccination antirabique.

DEUXIÈME PARTIE

Vaccination antirabique

C'est à un Français que revient l'honneur de la plus belle découverte qui couronnera certainement la fin du XIXme siècle. Les brillantes expériences de M. Pasteur ont eu un retentissement général dans le monde entier, sur le nouveau et l'ancien continent. La science française, par les magnifiques résultats des travaux d'un de ses éminents savants, a droit, à un nouveau titre, à la reconnaissance de l'humanité.

La rage, cette terrible maladie qui remue d'épouvante les esprits, même les plus fermes, est frappée d'impuissance devant le traitement prophylactique de M. Pasteur.

Nous ne dirons pas encore que la peur d'être empoisonné ou étouffé entre deux draps de lit soit aujourd'hui un vain mot ; mais l'espoir d'une guérison certaine, en arrivant à temps, rend la sécurité aux natures même les plus impressionnables.

Quel beau titre de gloire d'être parvenu, au prix de mille périls et de mille difficultés, à conquérir une confiance éteinte depuis des siècles !

Le jour où Pasteur annonça publiquement sa méthode de la vaccination de la rage, ce fut un enthousiasme général : tous les journaux scientifiques, politiques, littéraires ou artistiques acclamèrent cette brillante découverte ; de tous les points de la terre, des personnes, mordues par des chiens enragés ou suspects de l'être, accoururent réclamer du maître les soins de son traitement.

Néanmoins ne nous illusionnons pas ; car, nous répéterons ce que nous avons déjà dit : *que la rage confirmée est encore aujourd'hui une maladie incurable*. Ce n'est pas le remède curatif qu'a trouvé Pasteur ; c'est simplement un remède préventif. La vaccination antirabique a pour but de prévenir le développement de la rage après morsure ; autrement dit : d'empêcher l'explosion de la maladie après inoculation du germe.

Pasteur a expérimenté sa méthode d'abord sur un grand nombre de chiens.

« Par l'application de cette méthode, j'étais arrivé,
« dit-il, à avoir cinquante chiens de tout âge et de toute
« race, réfractaires à la rage, sans avoir rencontré un
« seul insuccès, lorsque inopinément se présentèrent

« dans mon laboratoire, le lundi 6 juillet 1885, trois « personnes venant d'Alsace :

« Théo 'ore Vone, marchand épicier à Meissengott, « près de Schlestadt, mordu au bras, le 4 juillet, par « son propre chien devenu enragé ;

« Joseph Meister, âgé de neuf ans, mordu également, « le 4 juillet à huit heures du matin, par le même chien. « Cet enfant, terrassé par le chien, portait de nombreu- « ses morsures (il n'en avait pas moins de quatorze), à « la main, aux jambes, aux cuisses, quelques-unes « profondes, qui rendaient même sa marche « difficile.

« Les principales de ces morsures avaient été cauté- « risées, douze heures seulement après l'accident, à « l'acide phénique, le 4 juillet à huit heures du soir « par un docteur-médecin.

« La troisième personne, qui, elle, n'avait pas été « mordue, était la mère du petit Joseph Meister.

. . . .

. . . .

« Le chien était bien enragé. Joseph Meister avait été « relevé de dessous lui couvert de bave et de « sang.

« M. Vone, dont la chemise n'avait pas été traversée « par les crocs du chien, repartit le jour même pour « l'Alsace, l'ayant persuadé qu'il n'avait rien à « craindre.

« Mais je gardai auprès de moi le petit Meister et « sa mère.

. . . .

. . . .

« La mort de cet enfant paraissant inévitable, je me « décidai, non sans de vives et cruelles inquiétudes, on « doit bien le penser, à tenter sur Joseph Meister la « méthode qui m'avait constamment réussi sur des « chiens.

. . . .

. . . .

« En conséquence le 6 juillet à huit heures du « soir, soixante heures après les morsures du 4 « juillet, et en présence des docteurs Vulpian et « Grancher, on fit une première inoculation.

. . . .

. . . .

« Je portai ainsi à treize le nombre des inoculations « et à dix le nombre des jours de traitement.

. . . .

. . . .

. . . .

« Dès le milieu du mois d'août, j'envisageais avec « confiance l'avenir de la santé de Joseph Meister.

« Aujourd'hui encore, après trois mois et trois « semaines écoulés depuis l'accident, cette santé ne « laisse rien à désirer. »

Nous pensons que nous ne pouvions être plus agréable et plus utile au lecteur, en lui offrant, par un extrait de la mémorable communication de Pasteur lui-même à l'Académie, le récit exact de la première tentative sur l'homme, et du premier succès obtenu par la nouvelle méthode de vaccination.

Cet expérimentateur de génie avoue : « Qu'après des « expériences sans nombre, il est arrivé à une méthode « prophylactique, pratique et prompte, dont les succès « sur le chien sont déjà assez nombreux et sûrs pour « qu'il ait confiance dans la généralité de son appli- « cation à tous les animaux et à l'homme lui-même. »

Les événements ont favorisé le dénoûment heureux de cette grande confiance que l'auteur de la découverte avait en lui-même dans l'application de sa nouvelle méthode à l'homme.

Le jeune Alsacien Meister, à peine âgé de 9 ans, se présente à point, presque à souhait, pour livrer son corps aux premières épreuves d'une vaccination qui a depuis bouleversé d'enthousiasme le monde entier.

Ce premier succès obtenu, des milliers de personnes mordues sont arrivées de tous les points de la Terre pour subir la vaccination antirabique.

Les heureux résultats de ce nouveau traitement prophylactique ne se sont jamais démentis, à quelques rares exceptions bien insignifiantes, comme d'ailleurs le démontre la statistique. Ainsi depuis le mois d'octobre 1885 jusqu'au 31 décembre 1889 (en trois ans environ !) — 7893 personnes ont été traitées à l'Institut Pasteur, parmi lesquelles 53 ont succombé à la rage, malgré le traitement. D'après ces chiffres, la mortalité est représentée par une proportion de 67 sur 10.000 mordus.... (dix-mille)?. Seulement, en comparant les résultats obtenus chaque année, il est démontré que cette mortalité diminue d'année en année. Elle est en effet de :

En 1886	pour 10.000 mordus	94	morts
En 1887	id.	73	—
En 1888	id..	55	—
En 1889	id.	33	—

Et cette proportion continue toujours en progression décroissante.

Cette diminution sensible de la mortalité prouve d'autant plus l'efficacité réelle de cette nouvelle méthode contre l'incubation de la rage. Elle est due, sans contredit, à une plus sûre appréciation de la gravité des morsures, et à une meilleure application du traitement. D'ailleurs, voici l'avis de M. Perdrix lui-même, un des collaborateurs du grand Génie.

« Au début, il était difficile de savoir à quelle « formule de traitement il convenait de s'arrêter dans « chaque cas particulier ; en consultant la description « des morsures chez les personnes mortes de la

« rage malgré les inoculations, nous sommes arrivés à « déterminer d'une façon plus précise, d'après la « gravité des lésions, le traitement le plus convenable « pour chaque cas ».

En suivant cette voie d'observation, il n'est pas douteux que le jour est proche où cette vaccination Pasteur n'aura à inscrire aucun insuccès. L'heure sonnera bientôt où autant de vaccinés autant seront réfractaires à l'évolution de la maladie.

Enfin, le plus grand éloge que l'on puisse faire de cette découverte humanitaire, c'est de constater l'empressement des nations à propager la vaccination antirabique. Chaque pays veut avoir ses Instituts Pasteur.

La Russie n'en compte pas moins de 7.

L'Italie n'en compte pas moins de 5.

L'Espagne (à Barcelone), 1.

Qu'ajouter de plus à la beauté de cette découverte d'essence française ?

CONCLUSION

Nous avons dit que la rage était une maladie mortelle; que les procédés employés jusqu'à ce jour pour la combattre, anodins ou violents, sont surtout inefficaces; nous avons ensuite expliqué les effets de la vaccination antirabique ; il ne nous reste plus qu'à conclure en conseillant, avec une profonde conviction, le traitement par la méthode Pasteur; le seul qui puisse prévenir le développement de la maladie et l'arrêter dans ses horribles effets.

Aurons-nous développé le sujet d'une façon assez claire et accessible à toutes les intelligences ? Nous le pensons.

Quand nous avons conçu le projet d'écrire pour le public cet opuscule, nous avons obéi à deux idées : rassurer d'abord les esprits sur une maladie dont les effets et le traitement qu'elle nécessitait, il y a peu de temps encore, n'étaient pas sans causer d'insurmontables terreurs ; déraciner et dissiper ensuite certains préjugés, certaines erreurs qu'entretiennent trop bien encore — inconsciemment ou à bon escient — l'ignorance de trop nombreuses personnes crédulement naïves, ou les conseils pernicieux de certains prétendus sorciers peu scrupuleux.

Nous avons encore présent à la mémoire — et bien des personnes avec nous — le cas de cette demoiselle qui mourut, il y a quatre ans à peine, enragée dans sa maison, sise à Béziers. La pauvre enfant était allée manger l'omelette du guérisseur de Montblanc, qui l'avait persuadée d'une guérison certaine !

Nous citons ce fait, et combien en citerions-nous encore, si le format de notre brochure ne nous limitait ; si nous n'étions péniblement impressionné......... ; si nous ne craignions surtout de nous révolter aux souvenirs de ces pratiques stupides, crimes de plus commis sur la crédulité par l'ignorance.

Si tant est que nous ayons besoin d'une foi quelconque, ayons-la en la science infinie — croyons en ces hommes qui sacrifient leur vie à saisir les secrets de la nature pour mieux la combattre dans le mal qu'elle fait..... en ces hommes qui sont une gloire pour l'humanité ; et rejetons ces idées superstitieuses, indignes de notre époque, indignes surtout d'un pays comme le nôtre qui a toujours été à l'avant-garde du progrès.

TROISIÈME PARTIE

Police sanitaire

Ce procédé préventif de la rage n'a qu'une part indirecte au sujet que nous traitons dans cet opuscule. Aussi elle (la police sanitaire) fera l'objet d'un prochain volume.

Son rôle se renferme exclusivement dans les mesures à prendre pour empêcher la propagation du fléau chez les animaux domestiques, et particulièrement chez le chien, qui est l'agent propagateur principal du germe rabique.

On conçoit très bien que, si on arrive, par une mesure sanitaire quelconque, à restreindre ou à annuler l'expansion du virus de la rage, cette maladie soit évitée, ou rare chez l'homme. C'est en raison seulement de cette déduction logique que la police sanitaire fait partie indirectement du traitement prophylactique de la rage chez l'homme.

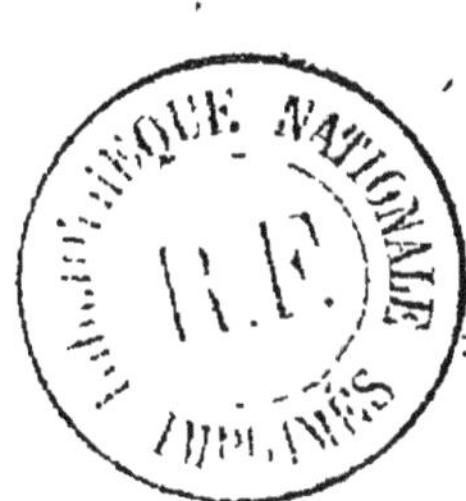

Roanne. — Imp Forez. — P. Roustan 7136

ALIX (E.). **L'esprit de nos bêtes,** par E. ALIX, vét' rinaire en premier de l'armée, membre de la Société central de médecine vétérinaire, lauréat de la Société protectric des animaux et du Ministère de la guerre, 1891. 1 vol. g in-8 de 656 p., 121 fig.................................. 12 fr

BUCHARD. Le matériel agricole Machines, outils instruments employés dans la grande et la petite culture 1890. 1 v. in-16 de 384 p., av. 142 fig. (*Bibl. des conn. utiles*) 4 fr

CAGNY. Précis de thérapeutique, de matièr médicale et de pharmacie vétérinaires, par P. CAGNY, président de la Société centrale de médecine vétérinaire de France. Préface de M. PEUCH, professeur à l'Ecole vétérinaire de Lyon, 1892. 1 vol. in-18 jésus de 676 pages avec 106 figures, cartonné.................. 8 fr.

DUPONT. L'age du cheval. et des principaux animaux domestiques, âne, mulet, bœuf, mouton, chèvre, chien, porc et oiseaux, par M. DUPONT, professeur à l'Ecole d'agriculture Delhomme de Crézancy, 1893. 1 vol. in-16 de 180 pages avec 36 planches dont 30 coloriées..... 6 fr

Encyclopédie vétérinaire publiée sous la direction de C. CADÉAC, prof. à l'Ec. vétérinaire de Lyon. Collection nouv. de 18 vol. in-18 j., de 400 à 500 p., av. fig. à 5 fr. le vol.

— *Pathologie générale et Anatomie pathologique générale des animaux domestiques,* par C. CADÉAC, prof. et J. BOURNAY répétiteur à l'Ec. vétérinaire de Lyon, 1893. 1 vol. in-18 j. 480 p., av. 40 fig. cart.............................. 5 fr.

— *Séméiologie et diagnostic,* p. C. CADÉAC. 2 v. in-18 j.

— *Hygiène des animaux domestiques,* par BOUCHER, répétiteur à l'Ecole vétérinaire de Lyon. 1 vol. in-18 j.

— *Médecine opératoire* et *Maréchalerie,* par MM. CADÉAC et THARY, vétérinaire de l'armée. 4 vol. in-18 j.

— *Thérapeutique vétérinaire,* par M. GUINARD, chef des travaux à l'Ecole vétérinaire de Lyon. 1 vol. in-18 j.

GUYOT (E.). **Les animaux de la ferme,** par E. GUYOT, agronome éleveur, ancien élève diplômé des Ecoles d'agriculture, 1891. 1 vol. in-18 jésus de 344 p., avec 146 fig. cart. (*Bibliothèque des connaissances utiles*)........ 4 fr.

MONTILLOT. Les insectes nuisibles aux forêts aux céréales et à la grande culture, à la vigne, au verger et au jardin fruitier, au potager et au jardin d'ornement, 1891. 1 v. in-18 j. de 350 p., av. 150 fig. cart. (*Bibl. des conn. utiles*) 4 fr.

PERTUS. Le chien. Races. — Hygiène. — Maladies par J. PERTUS, Médecin-vétérinaire, 1893. 1 volume in-18 jésus de 310 pages, avec 50 figures, cartonné..... 4 fr.

SIGNOL. Aide-mémoire du vétérinaire. Médecine, chirurgie, obstétrique, formules, police sanitaire et jurisprudence commerciale, par M. SIGNOL, membre de la Société Centrale vétérinaire de Paris, 1894. 1 vol. in-18 jésus de 543 pages, avec 410 fig., cart.......... 7 fr.

Roanne. — Imp. Forez — P. Roustan

www.ingramcontent.com/pod-product-compliance
Ingram Content Group UK Ltd.
Pitfield, Milton Keynes, MK11 3LW, UK
UKHW020401250726
13967UKWH00005B/2419